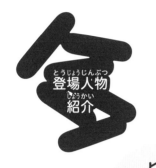

登場人物紹介

空田タロー
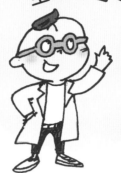
カラダ研究所で毎晩研究している。ラーメンが大好き。

ドクター・コート
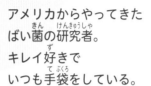
アメリカからやってきたばい菌の研究者。キレイ好きでいつも手袋をしている。

所長
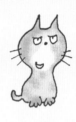
カラダ研究所にすみついているネコ。タローより先輩なので、こうよばれている。

もくじ

- 3　ばい菌とカラダの数字いろいろ
- 4　ばい菌はかぜのもと！
- 6　ばい菌はどこからやってくるの？
- 8　かぜをひくとカラダはどうなる？
- 10　かぜとたたかう！ 免疫力
- 12　免疫はどうやってはたらくの？① 自然免疫
- 14　免疫はどうやってはたらくの？② 獲得免疫
- 16　免疫はどうやってはたらくの？③ 抗体
- 18　アレルギーは抗体のしわざ！
- 20　いろいろなウイルスとインフルエンザ
- 22　予防接種はなんのため？
- 24　きずがしぜんに治るのはなぜ？
- 26　くすりのいろいろな種類とはたらき
- 28　細菌にきくくすり 抗生物質
- 30　健康のすすめ！ ばい菌を防ぐには？
- 32　さくいん

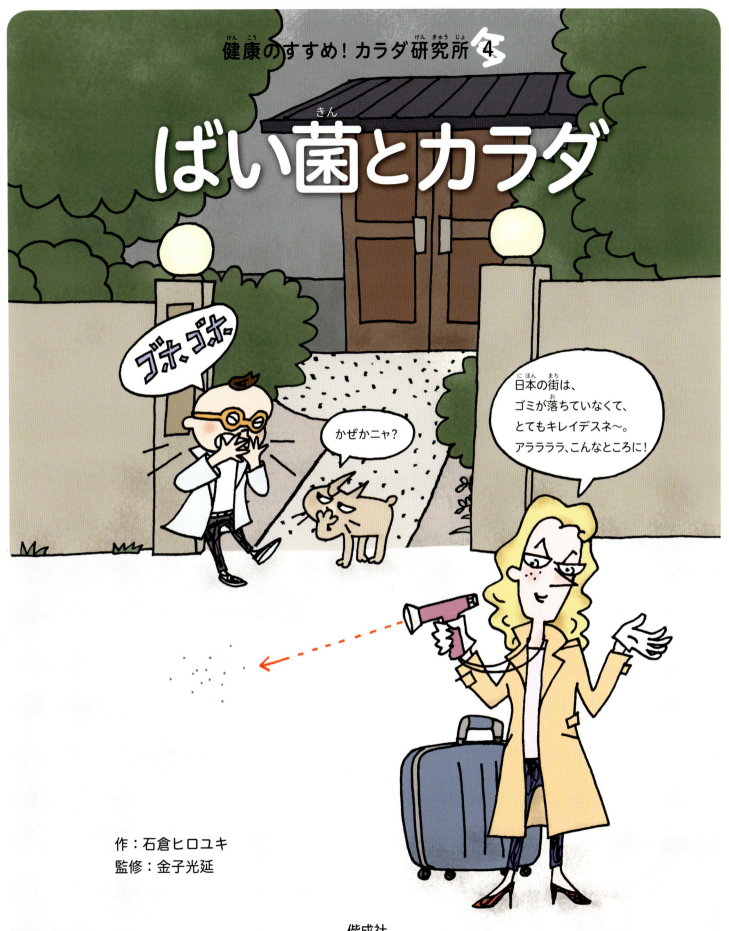

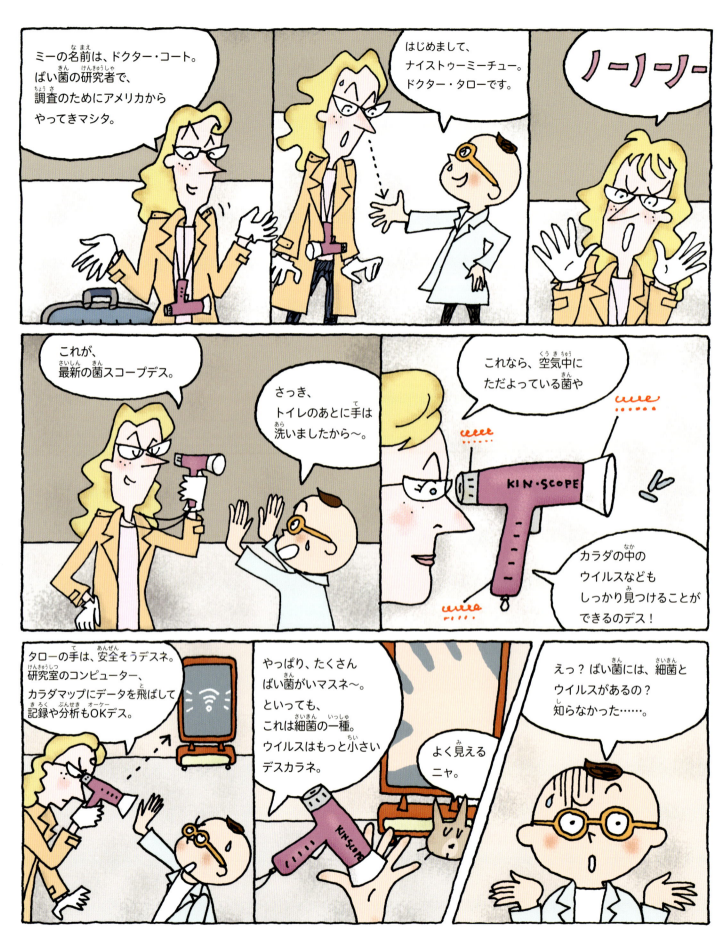

ばい菌とカラダの数字いろいろ

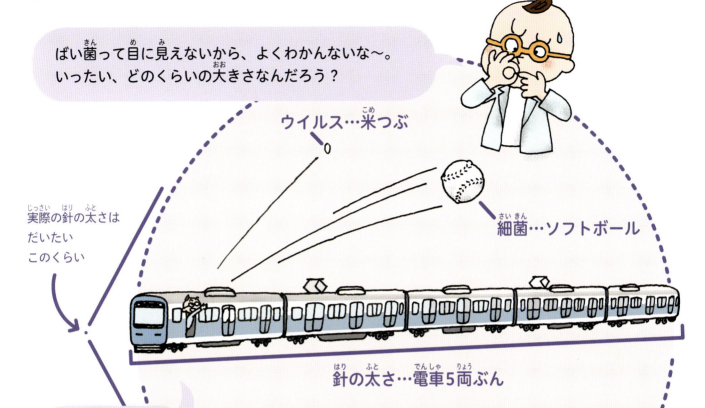

ばい菌って目に見えないから、よくわかんないな〜。
いったい、どのくらいの大きさなんだろう？

ウイルス…米つぶ
細菌…ソフトボール
針の太さ…電車5両ぶん

実際の針の太さは
だいたい
このくらい

針の太さを電車5両ぶんとすると、細菌はソフトボールくらい、ウイルスは米つぶくらいの大きさなんだ！

ウイルスは針の太さの10万分の1

ばい菌とは、細菌とウイルスのことをいいます。どちらもとても小さいため、目で見ることはできません。細菌の大きさは、針の太さ（約1mm）のおよそ1000分の1。ウイルスはもっと小さく、細菌のさらに100分の1の大きさ、針の太さとくらべると、およそ10万分の1の大きさです。

くしゃみでばい菌が飛ぶきょりは5m

くしゃみをすると、だ液とばい菌が飛びだして5mくらい先まで飛びちります。これは、子どもの歩はばで約10歩ぶんです。

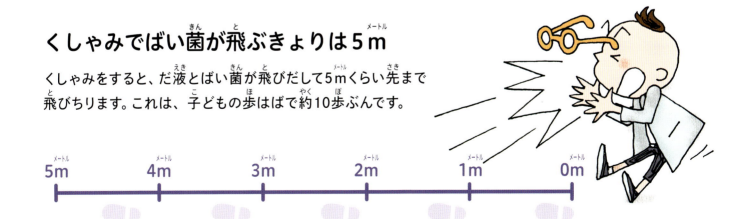

ばい菌はかぜのもと！

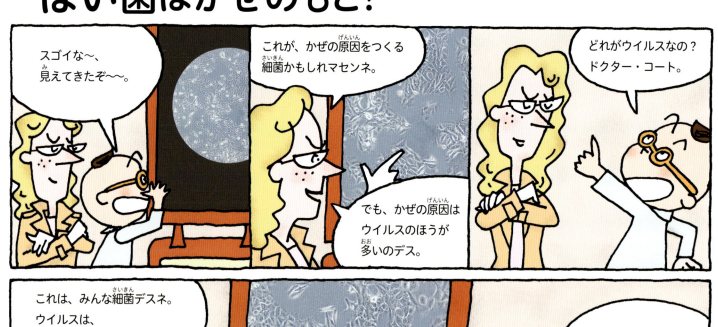
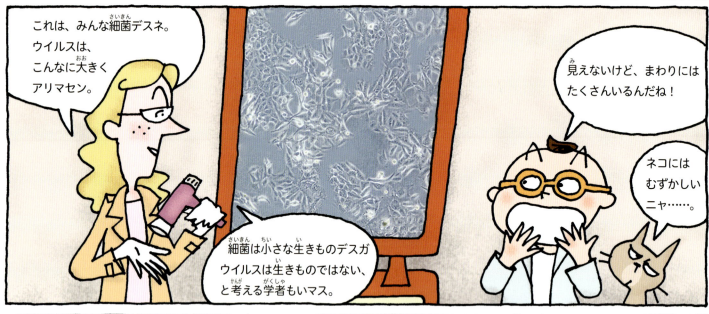
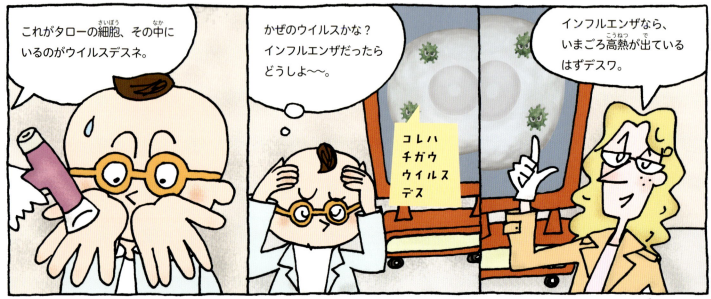

ウイルス

ほとんどのかぜの原因は、ウイルスです。ウイルスは、ほかの生きものの細胞がないと生きていけず、カラダに入りこむと、細胞をこわしながらなかまをふやしていきます。ウイルスにきくくすりはなく（インフルエンザ、水ぼうそう、ヘルペスをのぞく）、カラダにそなわっている免疫力を使って治すことができます。

細菌

生きもののカラダの中にかぎらず、いろいろな環境でくらす小さな生きものが細菌です。かぜの原因になるのはまれですが、せきやのどのいたみなど、ひとつの症状が長くつづくのが、細菌かぜの特徴です。安静にしているだけではなかなかよくなりませんが、「抗生物質」というくすりを飲めば、すぐに退治することができます。

くわしくはP.28-29も見てみよう！

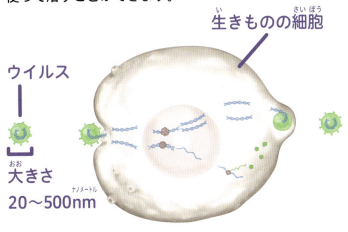

ウイルス 大きさ 20〜500nm
生きものの細胞

細胞をもたず、たんぱく質のカラの中に遺伝子の情報だけをもっている。生きものに寄生し、細胞を材料にしてふえる。

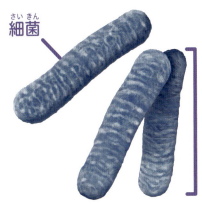

細菌 大きさ 0.5〜数μm

ひとつの細胞だけで生きているため「単細胞生物」とよばれる。栄養と、適度な湿度と温度があればふえることができる。

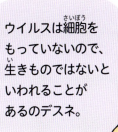

ウイルスは細胞をもっていないので、生きものではないといわれることがあるのデスネ。

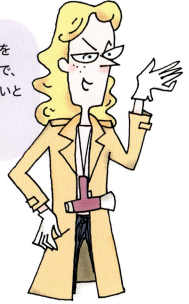

細胞ってなに？

すべての生きものは、「細胞」とよばれる、カラダをつくるもととなるものが、あつまってできており、ひとの細胞の数はぜんぶで37兆2000億個ほどといわれています。細胞には、いろいろな種類やはたらきがあり、おなじようなはたらきをもつ細胞どうしがあつまって、筋肉や皮ふ、胃、腸などの器官をかたちづくっているのです。

補足 μmとnm：1μmは1mmの1000分の1の大きさ、1nmは1μmのさらに1000分の1の大きさです。
遺伝子：生きものの設計図のようなもので、親から子へと受け継がれます。
単細胞生物：1個の細胞からなる生きもののこと。複数の細胞からなるものは「多細胞生物」といいます。

ばい菌はどこからやってくるの？

ばい菌は、目には見えないけれど、
身のまわりのあらゆるところにひそんでいるんだって。
どうやってボクたちのカラダに入ってくるのか、見てみよう！

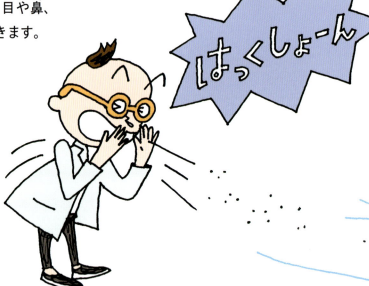

どんなふうにうつるの？

ばい菌は、外からカラダに入ってくることでうつります。これを「感染」といい、カラダの中でばい菌がふえると、かぜなどの症状が出ます。ばい菌は、皮ふを通りぬけることはできませんが、目や鼻、口、きず口などから、カラダの中に入ってきます。

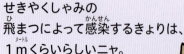

せきやくしゃみの
飛まつによって感染するきょりは、
1mくらいらしいニャ。

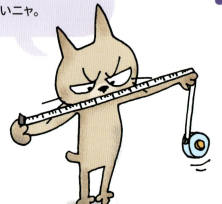

せきやくしゃみで飛んでくる（飛まつ感染）

感染したひとのせきやくしゃみでばい菌が飛びちり、それをすいこむことで、ばい菌がカラダの中に入ることを「飛まつ感染」といいます。「飛まつ」とは、飛びちる小さなつぶのうち、直径が1000分の5mmより大きいつぶのことです。

飛まつ
飛まつ核の外側が水分でおおわれたもの。飛びちってもすぐに地面に落ちて、マスクも通りぬけません。

水分が蒸発

飛まつ核
飛まつの水分が蒸発したもの。空気中をただよい、マスクもすりぬけることができます。

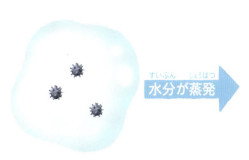

2. 風にのって飛んでくる（空気感染）

飛まつにふくまれるばい菌は、まわりに飛んだあと、「飛まつ核」にすがたを変えます。飛まつ核は、かわいた空気といっしょにまいあがり、風にのって遠くへ運ばれます。この飛まつ核を空気といっしょにすいこんで感染するのが「空気感染」です。

飛まつ核は、マスクもすりぬけちゃうほど小さいのデス！

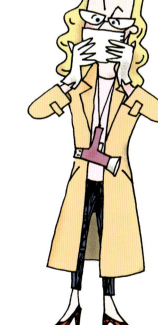

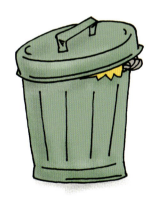

3. さわってついてくる（接触感染）

ばい菌のついたものをさわったり、なめたりすると、ばい菌がカラダの中に入ります。目や口などからカラダの中に直接入ることを「接触感染」といいます。

かぜをひくとカラダはどうなる？

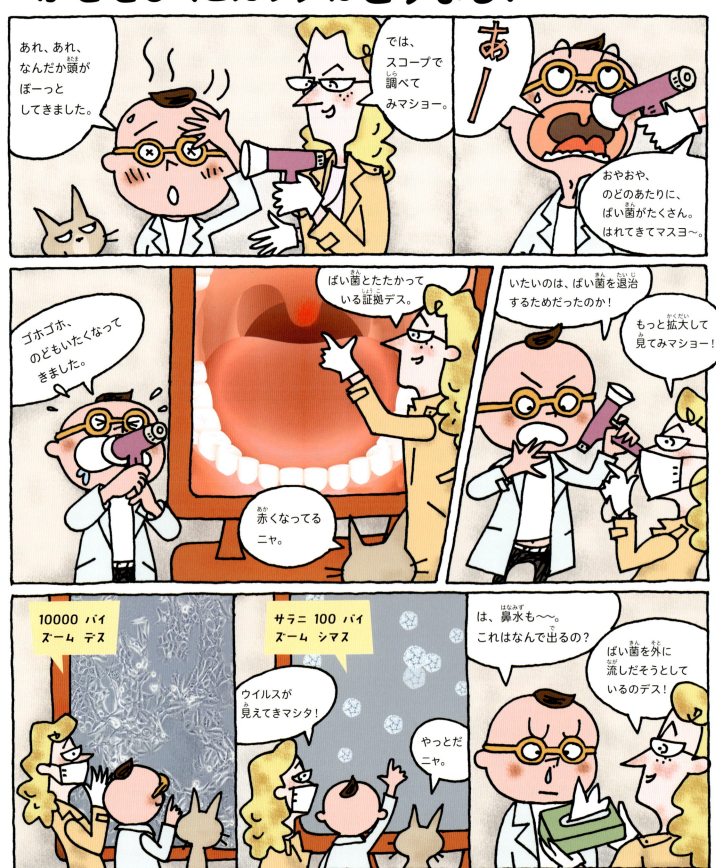

かぜをひくと熱が出るのはなぜ？

かぜは、ばい菌がカラダの中に入ることによって引きおこされます。かぜをひくと熱が出るのは、カラダの防御反応のひとつです。ばい菌は熱に弱いものが多いので、体温をあげることで、ふえるのをおさえようとしているのです。

かぜの症状いろいろ

かぜのときに出る症状は、カラダがばい菌をやっつけようとたたかっている証です。つらい症状でも、そのおかげでかぜを治すことができるのです。

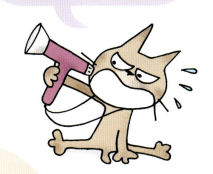

ウイルスは、カラダの中に入るとあっというまに7万倍にもふえるんだニャ。

鼻づまり
かぜがひどくなってくると、さらさらとした、とうめいの鼻水から、どろっとした黄色い鼻水に変わり、鼻の通り道をふさぎます。

のどのいたみ
ばい菌は熱に弱いものが多いため、のどが熱くなったりはれたりして、カラダに入ってくるのを防ぎます。

せき・たん
せきは、空気といっしょにばい菌を外に出すための症状です。また、たんには、ばい菌をからめとってカラダの外に出すはたらきがあります。

関節痛
ばい菌とカラダがたたかうためには、安静にしていることが大切です。そこで、関節をいたくする物質を出すことで、むやみに動きまわれないようにします。

かぜとたたかう！免疫力

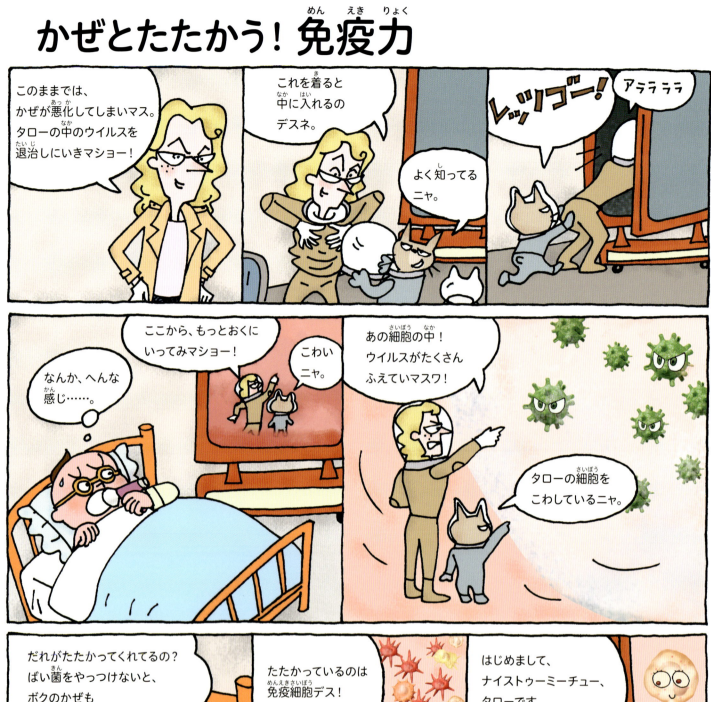
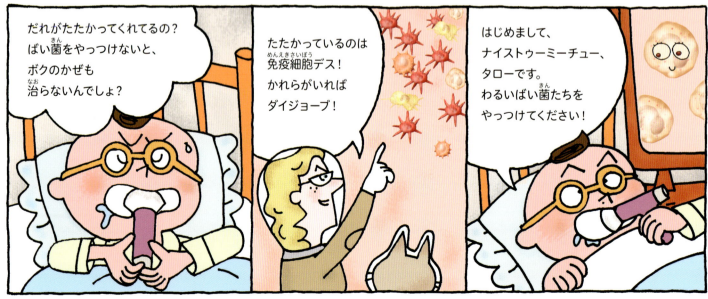

免疫ってなに？

免疫とは、病気やけがからカラダを守り、治していくはたらきのことです。免疫の中心になって、ばい菌などの敵とたたかうのは、血液にふくまれる「白血球」の中の免疫細胞です。
免疫細胞は、たたかいかたによってふたつにわけられます。

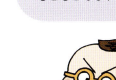

カラダには、ばい菌とたたかう力が、もともとそなわっているんだね！

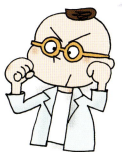

自然免疫 → P.12

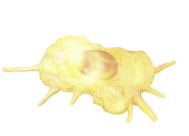
マクロファージ

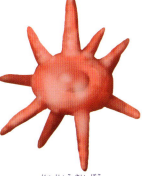
樹状細胞

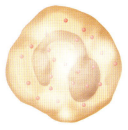
好中球

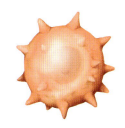
NK（ナチュラルキラー）細胞

獲得免疫 → P.14

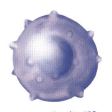
キラーT細胞

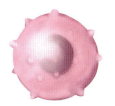
B細胞

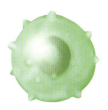
ヘルパーT細胞

骨の中でつくられるよ

キラーT細胞、ヘルパーT細胞は、心臓の上あたりにある「胸腺」というところでつくられ、このふたつをのぞく免疫細胞は、骨の中の「骨髄」でつくられます。
つくられた免疫細胞がはたらくことができるのは3日〜5日と短く、つねに新しくつくりかえられています。

骨の中にも血管が通っているんだニャ。

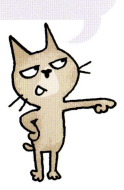

 補足　胸腺：免疫細胞をつくるなど、免疫機能に関わる器官。思春期まで成長し、その後小さくなります。
骨髄：骨の中心部分のこと。やわらかいスポンジ状で、血液をつくるはたらきがあります。

免疫はどうやってはたらくの？① 自然免疫

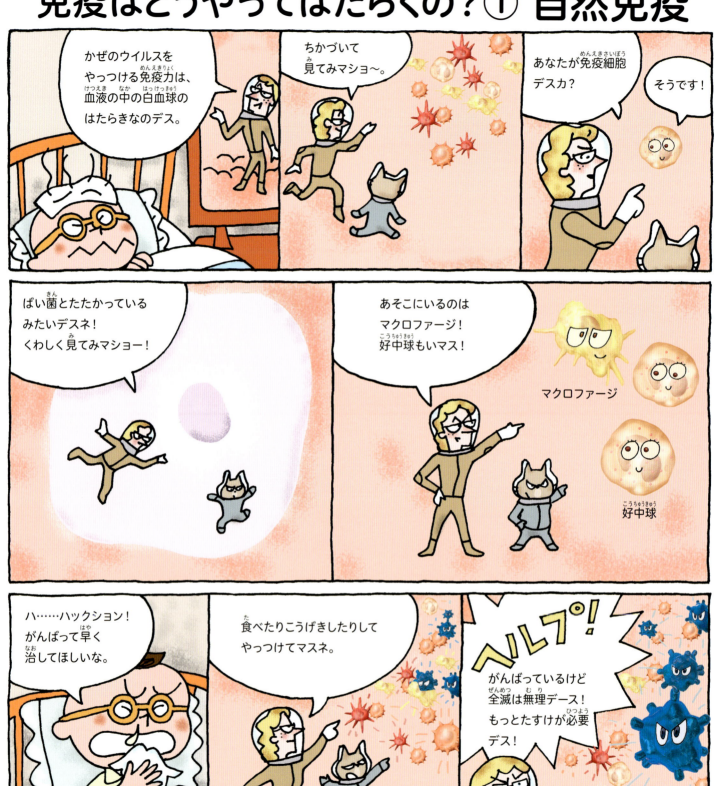

生まれたときからもっている 自然免疫

生まれたときからカラダにそなわっている免疫のことを、「自然免疫」といいます。つねにカラダの中をパトロールしていて、ばい菌が入ってくると、4時間以内にたたかいはじめます。カラダに入ってきたばい菌を食べたり、直接こうげきしたりしてやっつけます。

かぜのひきはじめに
鼻水やくしゃみが出るのは、
マクロファージや好中球が
たたかっている
証拠なんだ！

マクロファージ
ばい菌が入ってくると、真っ先に反応する切りこみ隊長。ばい菌を食べて分解します。

敵を知らせる

好中球
カラダに侵入したばい菌を食べてやっつけます。

樹状細胞
ばい菌を食べて、とりこんだばい菌の特徴をキラーT細胞やヘルパーT細胞につたえます。

食べてこうげき

食べてこうげき

NK（ナチュラルキラー）細胞
ナチュラルキラーとは「生まれついての殺し屋」という意味。その名のとおり、ウイルスや細菌を見つけるとすぐにこうげきして、やっつけようとします。

直接こうげき

食べてこうげき

敵を知らせる

ばい菌

ヘルパー
T細胞

キラー
T細胞

獲得免疫

13

免疫はどうやってはたらくの？② 獲得免疫

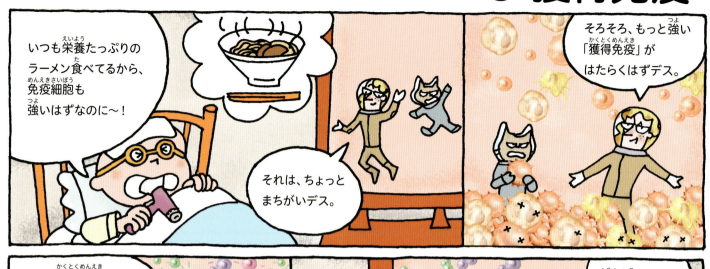

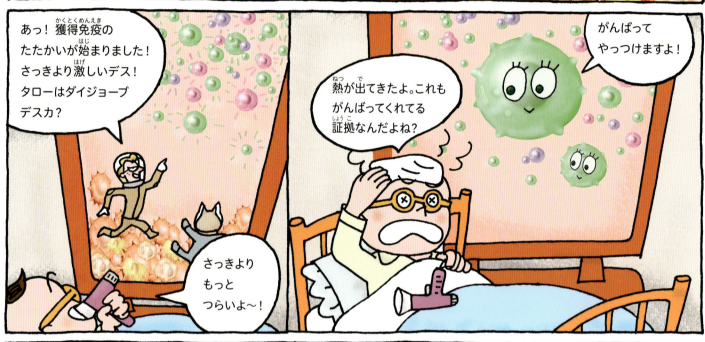

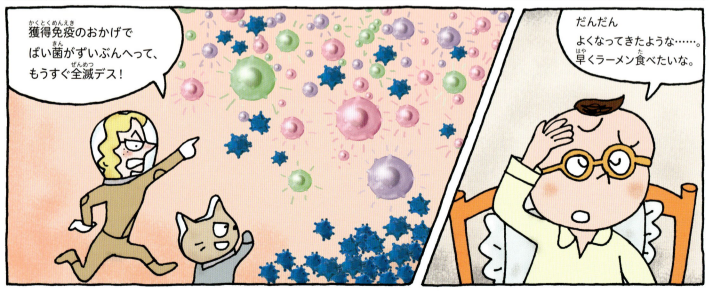

ばい菌を学習してこうげき！獲得免疫

「獲得免疫」とは、病気のもとになる病原体を学習することで獲得する免疫のことです。自然免疫だけで退治できないとき、5日～7日おくれではたらきます。獲得免疫は、ばい菌を直接こうげきして、やっつけます。獲得免疫は、たたかったばい菌をおぼえておくことができるので、つぎにおなじばい菌がカラダに入ってきたときは、よりすばやくやっつけることができます。

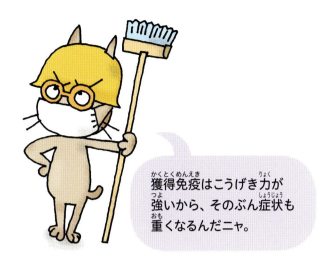

獲得免疫はこうげき力が強いから、そのぶん症状も重くなるんニャ。

B細胞
ヘルパーT細胞の指令をうけて、細菌やウイルスをこうげきするための「抗体」をつくります。

ヘルパーT細胞
キラーT細胞のはたらきをたすけたり、B細胞に抗体をつくるように指令を出したりします。

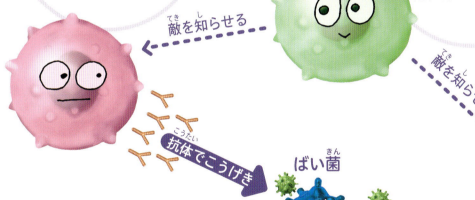

キラーT細胞
カラダに侵入したばい菌を見わけてこうげきします。

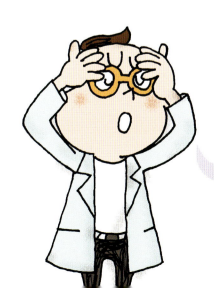

かぜの症状が悪化して、
高い熱が出たり、せきがひどくなってきたりしたら、
激しいたたかいが始まったということなんだ。

免疫はどうやってはたらくの？③ 抗体

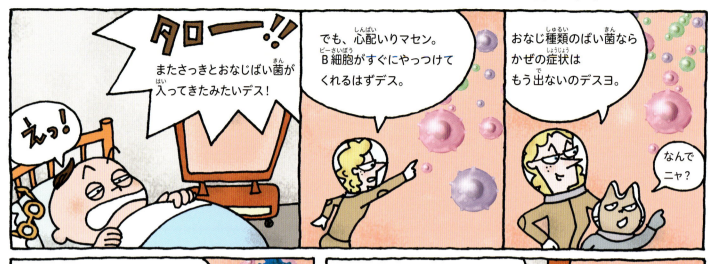
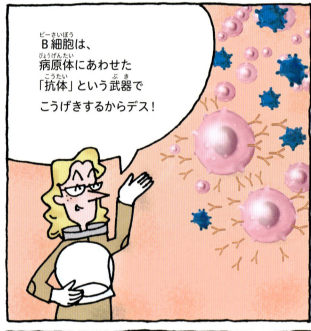
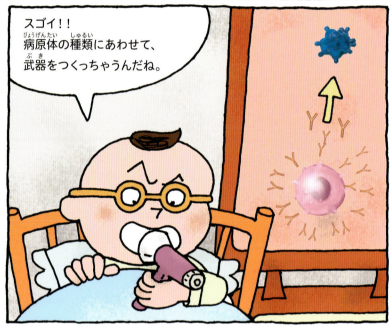
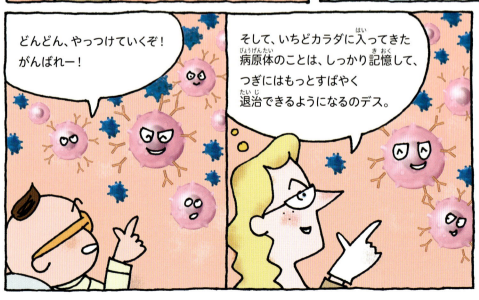
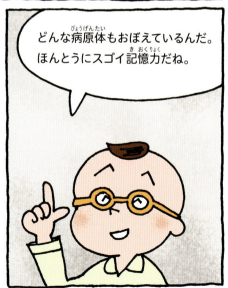

抗体のはたらき

侵入したばい菌をこうげきするときにB細胞が使うのが「抗体」です。抗体は、ばい菌の種類にあわせてつくられます。抗体にはほかにも、ばい菌にくっついて、マクロファージや好中球などの「貪食細胞」に食べられやすくすることで、ばい菌をたおすのをたすけるはたらきもあります。

免疫力はどうやって強くなる？

B細胞は、カラダに入ってきたばい菌に対して、つぎつぎと新しい抗体をつくります。それをおぼえておくことで、つぎにおなじばい菌が入ってきたとき、すばやくやっつけることができます。これを重ねることで、すぐに退治することができるばい菌の種類がふえて、免疫力が強くなっていきます。

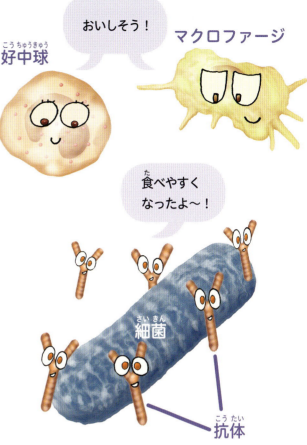

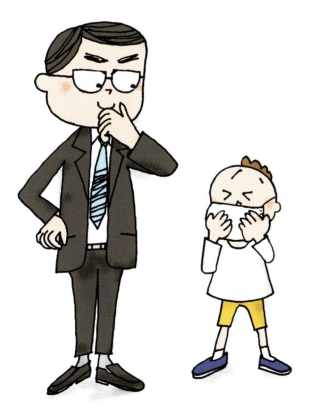

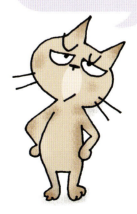

補足　抗体：ばい菌だけではなく、花粉や食べものなど、いろいろなものに抗体はできます。
　　　貪食細胞：ばい菌などの外敵を、食べることでやっつける細胞のこと。

アレルギーは抗体のしわざ！

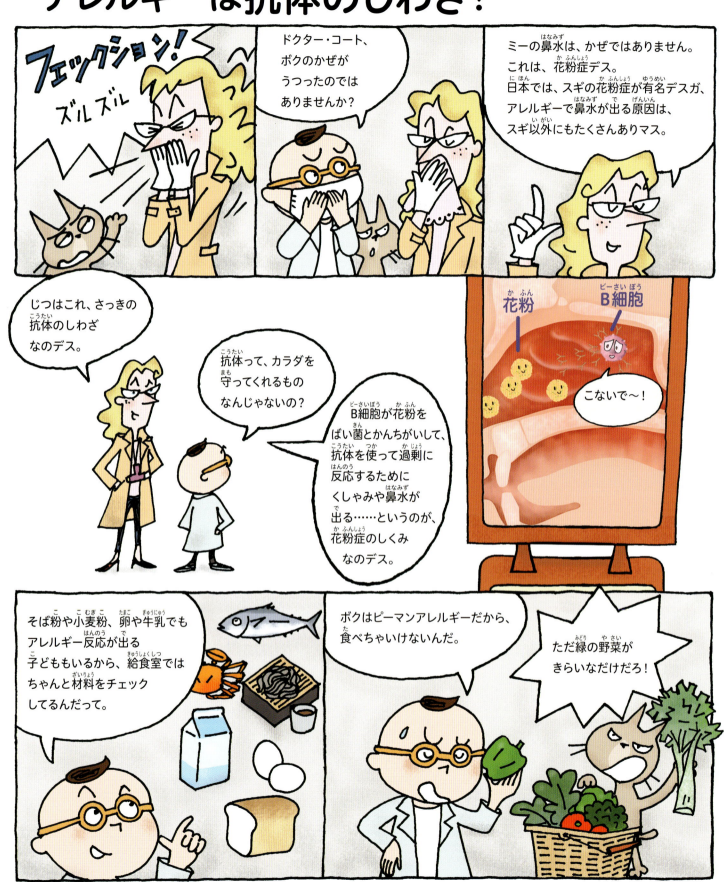

アレルギーってなに？

カラダを守るための免疫が、本来は害のないものが入ってきたときにも反応してしまって引きおこす症状を「アレルギー」といいます。
たとえば、花粉症の場合、花粉が鼻や口からカラダの中に入ってくると、花粉そのものはカラダに害をあたえるようなものではなくても、かぜの原因となるばい菌とかんちがいしてしまい、鼻水やくしゃみを出すように、脳に命令してしまうのです。

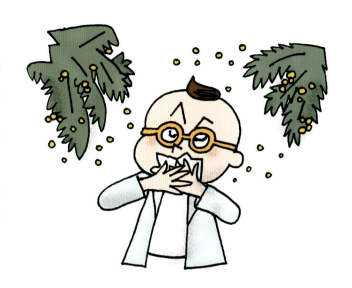

アレルギーの症状いろいろ

アレルギーでどんな症状が出るか、またどんなものがアレルギーの原因になるかは、ひとによってちがいます。中には、いのちに関わるほど重い症状が出ることもあるので、注意が必要です。

鼻・のど
花粉症などに多い症状で、くしゃみ、鼻水、せきなどがあります。のどがはれてゼーゼーするなど、呼吸がしづらくなることもあります。

全身
アレルギーによって全身に症状が出ることを、「アナフィラキシー」といいます。急にぐあいがわるくなり、いのちに関わることもある、とても危険な症状です。意識を失う、血圧がさがる、全身にじんましんが出るなど、症状はさまざまです。

皮ふ・粘膜
じんましんやかゆみのほか、口の中がイガイガしたり、くちびるがはれることもあります。

おなか
食べもののアレルギーに多い症状です。おなかのいたみ、はきけ、げりなどの症状があります。

ちょっとずつ食べると……

食べものにアレルギーがある場合、すこし食べてみて重い症状が出なければ、ちょっとずつ量をふやしてカラダをならしていくことで、だんだん症状が出なくなることがあります。
しかし、ひとによってはすこしの量でも重い症状が出ることがあるので、お医者さんと相談しながら、しんちょうにためしていくことが大切です。

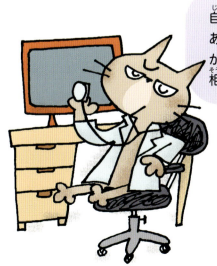

自分で勝手にためすのはあぶないぞ！かならずお医者さんと相談するニャ！

いろいろなウイルスとインフルエンザ

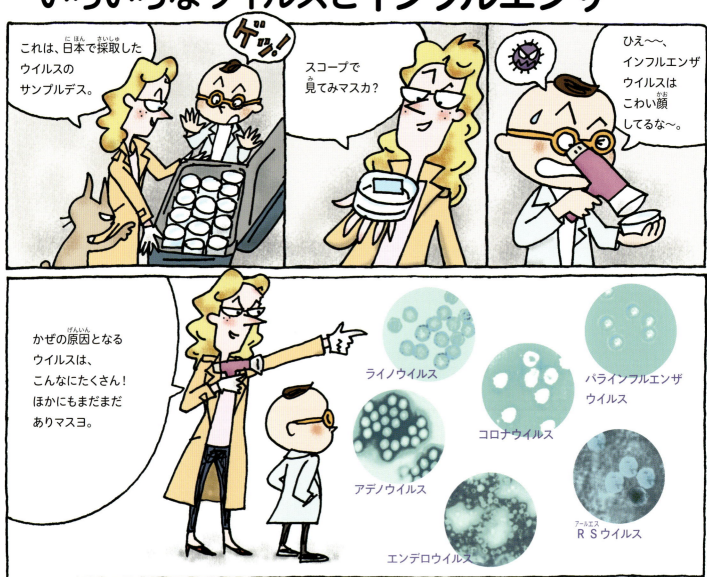

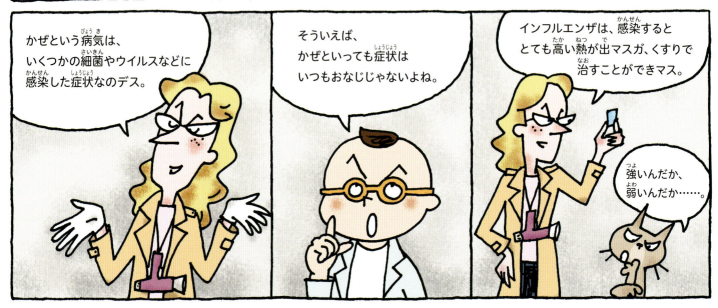

インフルエンザってなに？

インフルエンザは、ウイルスによって感染し、重い症状が出る感染症です。インフルエンザウイルスは、寒くて乾燥した環境を好むので、12～3月の寒い時季に流行します。
インフルエンザウイルスに感染すると、はじめは寒けや関節のいたみがあらわれ、やがて38℃以上の高熱や筋肉痛、せき、たんなどの症状に変わります。熱は3日～5日でさがりますが、その後2日くらいはカラダの中にウイルスが残っているので、ひとにうつさないよう家で安静にしていなければなりません。

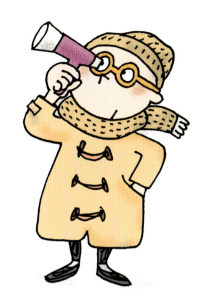

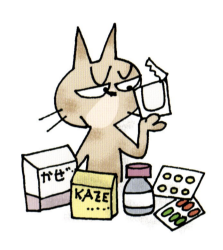

ふつうのかぜとのちがいは？

ふつうのかぜは、くすりで治すことができません。しかし、インフルエンザには治すためのくすりがあり、とくに重い症状には、くすりが効果的です。症状がひどくなってきたら、早めに病院にかかって、検査をしてもらうことが大切です。

毎年流行するのはなぜ？

インフルエンザウイルスは、どんどんかたちを変えるため、たくさんの種類のウイルスがあり、毎年ちがう種類が流行します。いちど抗体がつくられても、べつのインフルエンザウイルスに感染すると、ふたたび症状が出てしまうのです。
そのためインフルエンザは、おなじひとがくり返し感染したり、毎年流行したりします。

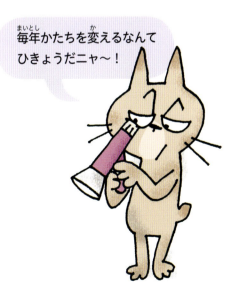

毎年かたちを変えるなんてひきょうだニャ～！

補足　感染症：ばい菌がカラダの中に入っておこる病気のこと。インフルエンザ（鳥インフルエンザ、新型インフルエンザはのぞく）は法律で定められた感染症（五類感染症）のひとつです。

21

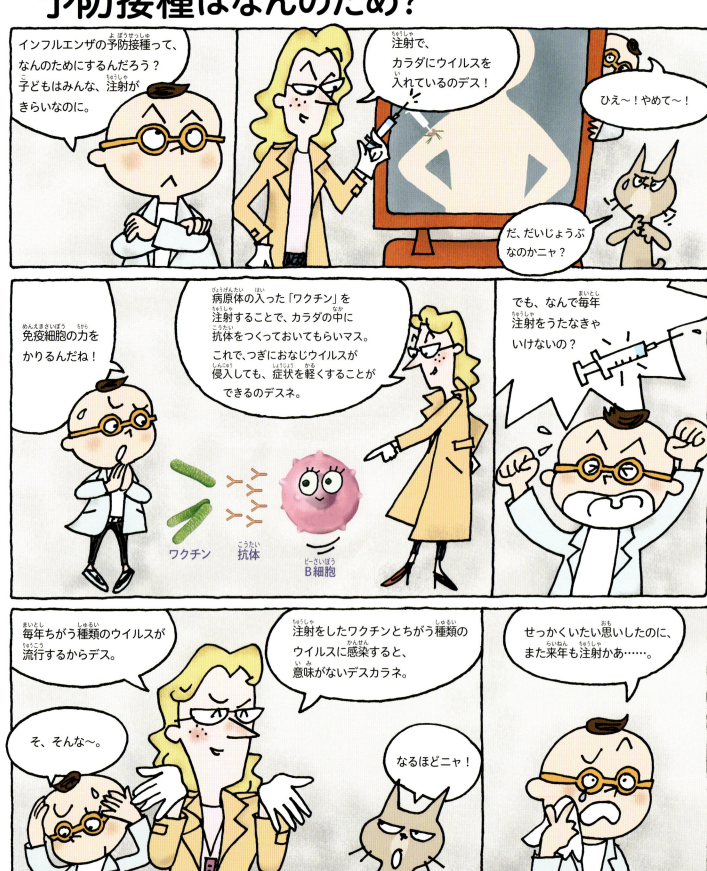

予防接種はどうしてきくの？

予防接種は、病気にかかるまえに、あらかじめ病気に対する免疫をつけておくためにおこなわれます。予防接種の注射にふくまれる「ワクチン」には、カラダに症状が出ない程度の弱い病原体が入っています。これがカラダの中に入ると、B細胞はたたかうために抗体をつくります。抗体はワクチンに反応せずにカラダの中に残るので、感染したときに症状が悪化するのをやわらげることができるのです。

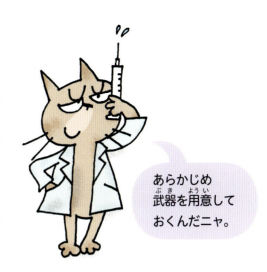

あらかじめ武器を用意しておくんだニャ。

インフルエンザの予防接種がきくしくみ

1. ワクチンを接種すると、カラダの中でインフルエンザウイルスに対する抗体がつくられます。

2. 抗体がないと、インフルエンザウイルスは細胞の中に入りこんでしまいます。

3. 抗体があれば、ウイルスは細胞の中に入りにくくなり、症状も出にくくなります。

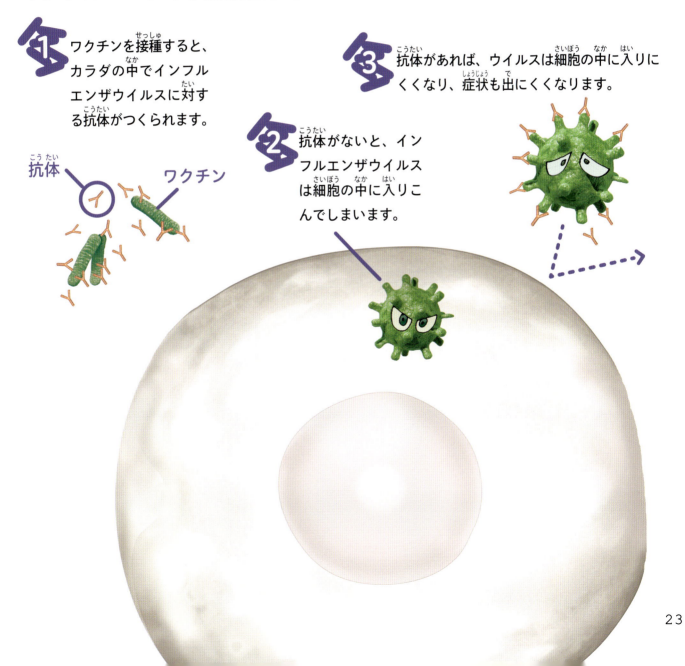

きずがしぜんに治るのはなぜ？

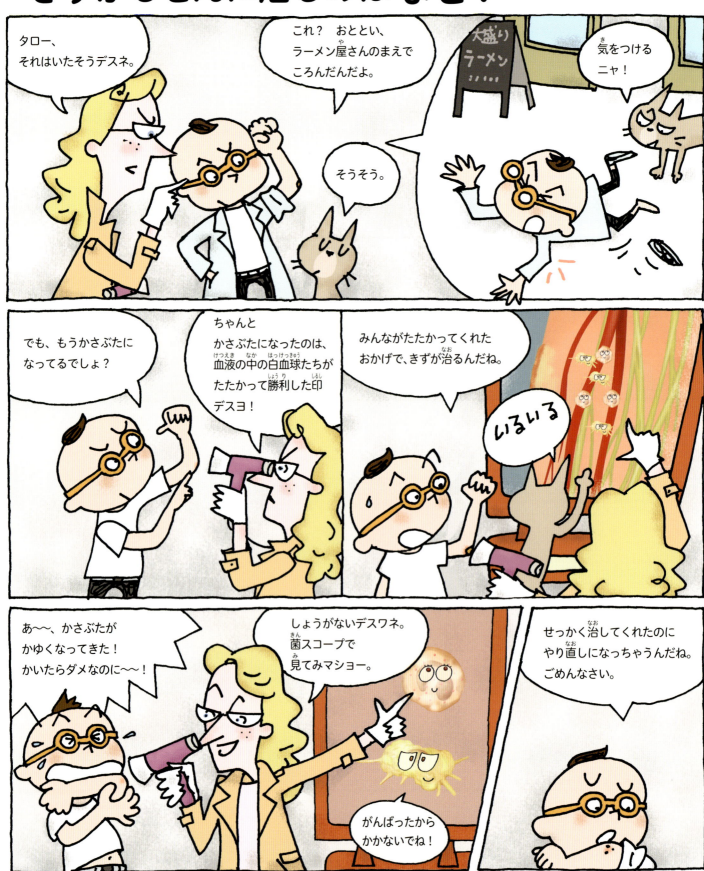

ばい菌からカラダを守る 皮ふ

カラダの表面をおおう皮ふは、ウイルスや細菌からカラダを守る、よろいのような役割をしています。この皮ふにきずがつくと、カラダの中にばい菌が直接入りこむことができるようになり、とても危険な状態になります。そのため、免疫細胞たちがはたらいて、きずをふさごうとします。

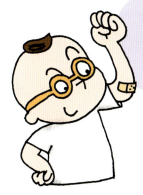

そんなに大切な役割があったとは知らなかったな～！

きずが治るしくみ

 血液の中にふくまれる「血小板」が血を固めて、出血を止めます。

 マクロファージやその他の白血球がばい菌とたたかい、きず口をキレイにそうじします。

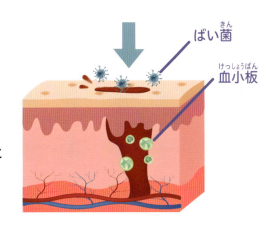

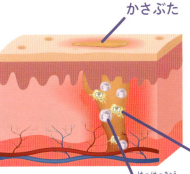

たたかいが終わると、マクロファージやその他の白血球の死がいや体液がかわいて固まって、かさぶたができます。これがきず口のふたとなって、ばい菌がカラダに入ってくるのを防ぎます。

 かさぶたがきず口を守っているあいだに、その下では栄養が運ばれて、新しい皮ふがつくられていきます。

 皮ふがある程度できあがってくると、やがてかさぶたがとれて、ほとんどもとの状態にもどります。

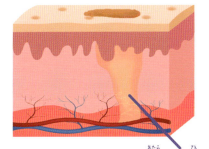

補足 血小板：きず口などから出た血を固め、出血を止めるはたらきがあります。
くわしくは②『栄養とカラダ』も見てみよう！

くすりのいろいろな種類とはたらき

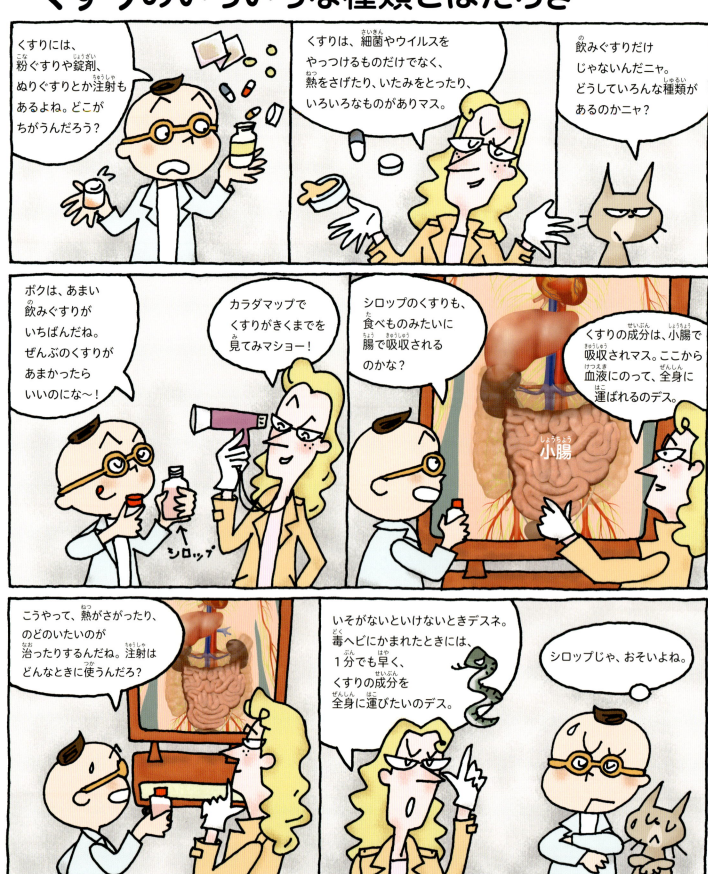

くすりってなに？

くすりとは、ひとのカラダに用いて、病気や症状を治したり、予防したりするものです。くすりは、その使いかたによって、大きく「内服薬」「外用薬」「注射剤」の3つにわけられます。

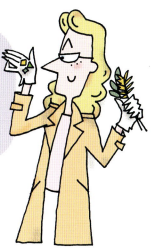

くすりの歴史は、と〜っても古いのデス！かつては、虫や植物、鉱物もくすりとして治療に使われたのデスヨ〜。

1 内服薬

内服薬は、おもに小腸で吸収され、血液にとけてカラダ全体にきくくすりです。くすりの成分は、役目を終えると腎臓へ運ばれ、おしっことしてカラダの外に出されます。

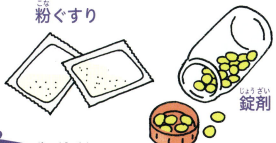
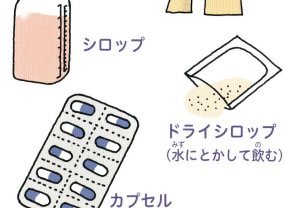

粉ぐすり／錠剤／シロップ／ドライシロップ（水にとかして飲む）／カプセル

2 外用薬

外用薬は、皮ふや粘膜から直接吸収されることできくくすりです。ほとんどの外用薬は、血管には吸収されないため、肝臓や腎臓などに負担をかけずに治すことができます。

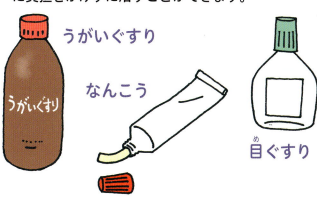

うがいぐすり／なんこう／目ぐすり

3 注射剤

注射剤とは、針をさして、皮ふの下や血管の中にくすりを入れるものです。カラダの中に直接入れることができるため、内服薬とくらべてきくのが早く、くすりの量が少なくてすむため、肝臓や腎臓などへの負担が少ないという特徴があります。

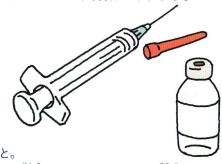

補足
腎臓：血液からいらない成分をこしとり、おしっこをつくる臓器のこと。
肝臓：食べたものから栄養をつくってたくわえたり、くすりにふくまれる毒素をとりのぞいたりする臓器のこと。

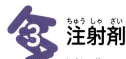 くわしくは②『栄養とカラダ』も見てみよう！

細菌にきくくすり 抗生物質

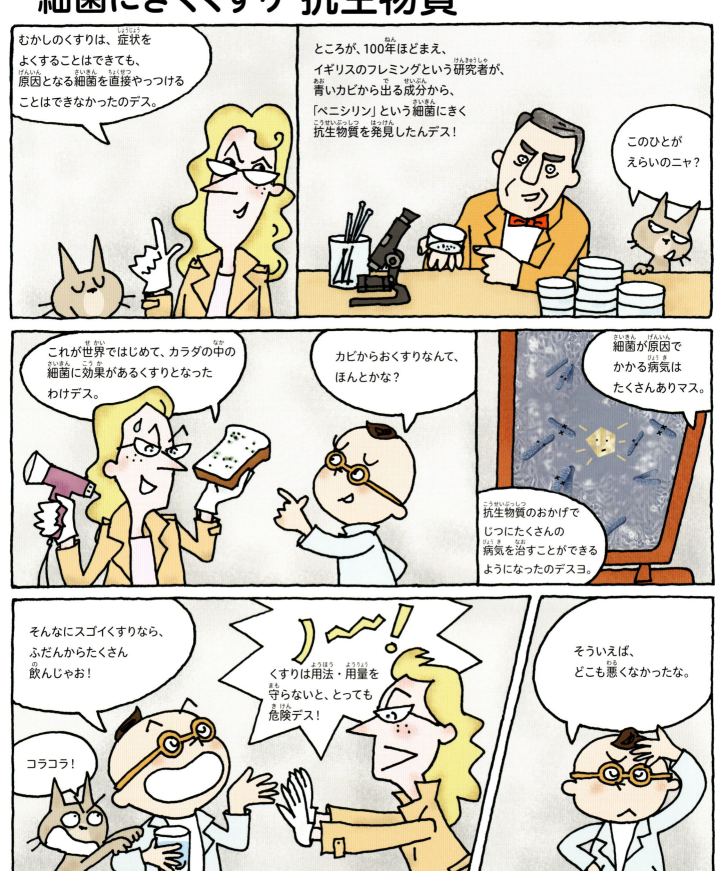

抗生物質ってなに？

抗生物質は、細菌を殺すためのくすりです。細菌であればどんな種類でもききめがあるので、このくすりが発明されたことで、それまで治せなかった多くの病気を治せるようになりました。

どうして細菌にきくの？

抗生物質は、ひとのカラダをこうげきせず、細菌だけをやっつけることができます。
ひとの細胞は、「細胞膜」といううすい膜でつつまれています。細菌も細胞膜をもっていますが、その外側は、「細胞壁」というさらにじょうぶな膜でつつまれています。抗生物質には、この細胞壁だけをこわすはたらきがあるのです。
細菌は、細胞壁がなくなると生きていけず、やがて死んでしまいます。ひとの細胞にはもともと細胞壁がないので、抗生物質の影響をうけることはありません。

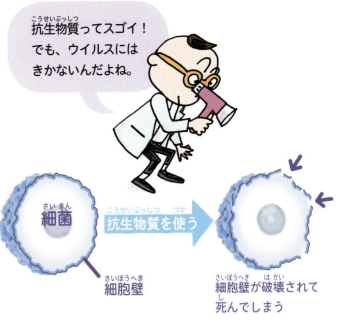

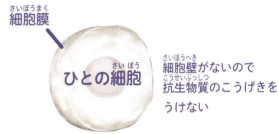

くすりのただしい飲みかた

くすりにはそれぞれにちがったききめがあり、年齢や性別によっても必要な成分はことなります。くすりを飲むときは、つぎの4つと、お医者さんのいうことをきちんと守ることが大切です。

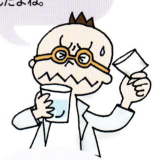

副作用を確認する
くすりの効果以外の作用を副作用といい、カラダに悪い症状が出ることがあります。どんな副作用が出る場合があるか、くすりの説明書で確認しておきましょう。

いくつも飲まない
いくつものくすりをむやみに飲みあわせるのはやめましょう。たがいに反応しあい、副作用が出ることがあります。

水かぬるま湯で飲む
ジュースやお茶、牛乳などで飲んではいけません。くすりのはたらきをさまたげることがあります。

決められた時間に飲む
くすりは、飲むタイミングや回数をきちんと守ることが大切です。飲みわすれたからといって、いちどにまとめて飲んだりするのは危険です。

29

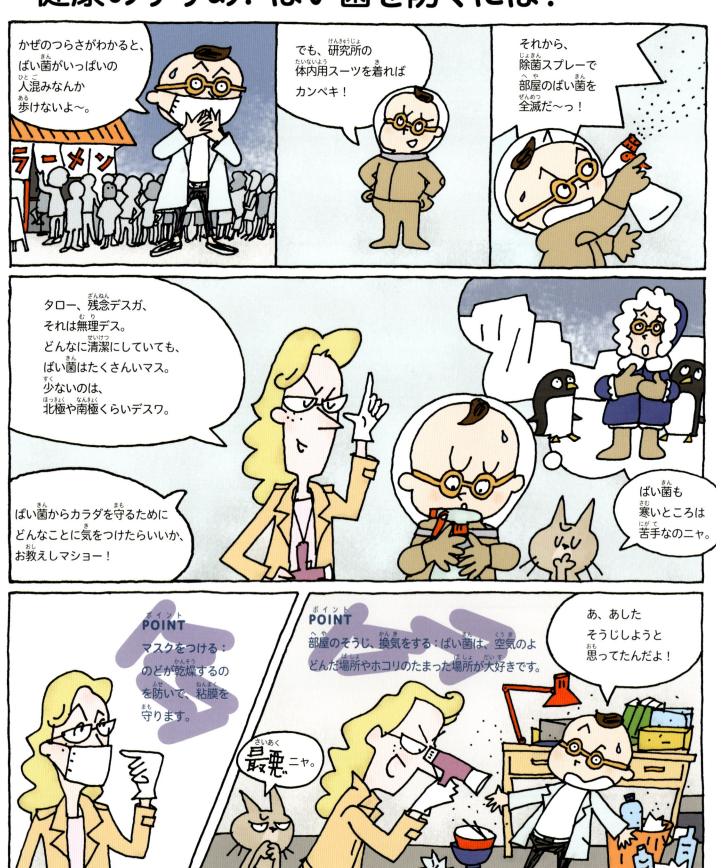

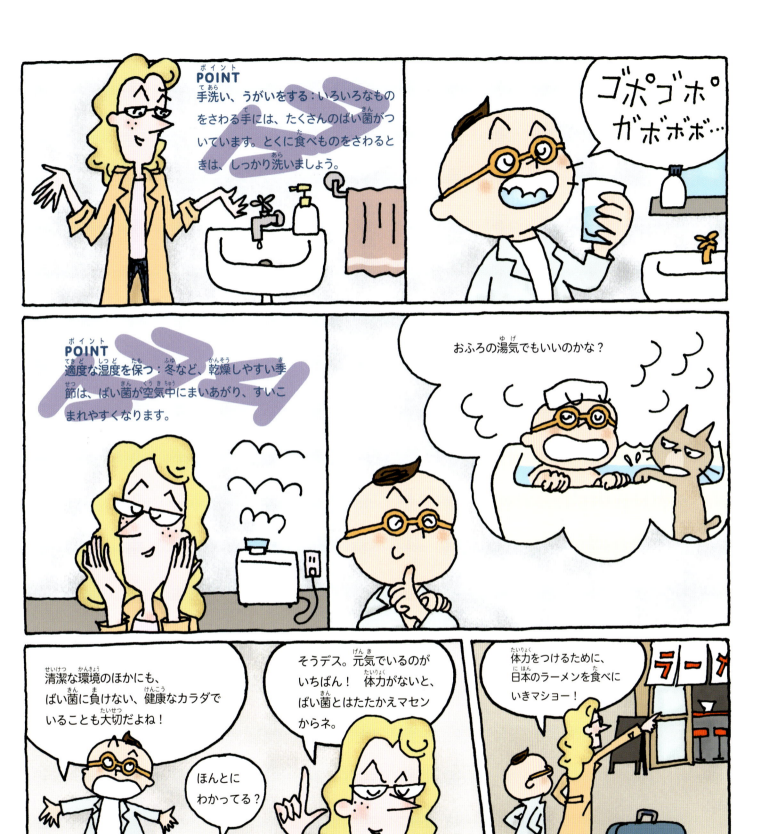

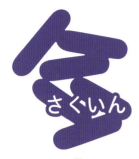
さくいん

あ
アナフィラキシー　19
アレルギー　18、19
インフルエンザ　4、5、20、21、22、23
NK（ナチュラルキラー）細胞　11、13

か
外用薬　27
獲得免疫　11、13、14、15
花粉症　18、19
感染症　21
肝臓　26、27
胸腺　11
キラーT細胞　11、15
空気感染　7
血小板　25
抗生物質　5、28、29
抗体　15、16、17、18、21、22、23
好中球　11、12、13、17
骨髄　11
五類感染症　21

さ
細胞　4、5、14、17、23、29
細胞壁　29
細胞膜　29
自然免疫　11、12、13、15
樹状細胞　11、13
小腸　26、27
腎臓　27
接触感染　7

た
注射剤　27
貪食細胞　17

な
内服薬　27

は
白血球　11、12、24、25
B細胞　11、15、16、17、18、22、23
飛まつ　6、7
飛まつ核　7
飛まつ感染　6
病原体　15、16、22、23
ペニシリン　28
ヘルパーT細胞　11、15

ま
マクロファージ　11、12、13、17、25
免疫　11、12、14、15、16、19、23
免疫細胞　10、11、12、22、25
免疫力　5、10、12、17

や
予防接種　22、23

わ
ワクチン　22、23

作：石倉ヒロユキ

島根県松江市生まれ。絵本作家、エッセイストとして幅広く活動。「ポットくん」シリーズ、『育てて、発見！「トマト」』（以上、福音館書店）、『おやさいとんとん』『おこさまランチ　いただきま～す』（以上、岩崎書店）『パパママつくって！かわいい段ボール家具』（NHK出版）、『暮らしの遊び方』（講談社）など多数の著書があるほか、ベストセラーとなった「野菜の便利帳」シリーズ（高橋書店）の企画制作にも携わる。

監修：金子光延（かねこクリニック）

東京都葛飾区生まれ。医学博士、日本小児科学会認定専門医。1986年、産業医科大学医学部卒業。産業医科大学病院小児科などで勤務。静岡赤十字病院小児科副部長を経て、2002年川崎市に「かねこクリニック」開院。著書に『よくわかる、こどもの医学―小児科医のハッピー・アドバイス』（集英社）、『こどもの感染症　予防のしかた・治しかた』（講談社）、『こどもの予防接種―知っておきたい基礎知識』（大月書店）など。

編集制作・デザイン　regia（羽鳥明弓、小池佳代、若月恭子、和田美沙季）
イラスト　浅田弥彦
校正　株式会社　鷗来堂

参考文献・URL
『かぜとインフルエンザ』岡部信彦 著（少年写真新聞社）
『からだをまもる免疫のふしぎ』日本免疫学会 編集、石川ともこ 絵（羊土社）
『感染症の事典』北里研究所 監修（PHP研究所）
『こどもの感染症』金子光延 著（講談社）
『カラー図解 生理学の基本がわかる事典』石川隆 監修（西東社）
「知っておこう！くすりの使いかた」加藤哲太 監修、斉藤ふみ子 文、なとみみわ 絵（汐文社）
『新しい免疫入門』審良静男 黒崎知博 著（講談社）
『免疫―からだを護る不思議なしくみ』矢田純一 著（東京化学同人）
A.Nowak-Węgrzyn. 2018. Investigational therapies for food allergy : Oral immunotherapy.
https://www.uptodate.com/contents/investigational-therapies-for-food-allergy-oral-immunotherapy

---

健康のすすめ！カラダ研究所④

ばい菌とカラダ

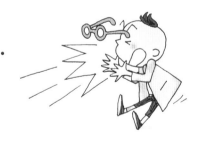

作　石倉ヒロユキ
監修　金子光延

発行　2018年4月　初版1刷
発行者　今村正樹
発行所　偕成社（かいせいしゃ）
　　　　〒162-8450　東京都新宿区市谷砂土原町 3-5
　　　　TEL.03-3260-3221（販売部）03-3260-3229（編集部）
　　　　http://www.kaiseisha.co.jp/
印刷所　小宮山印刷株式会社
製本所　株式会社難波製本
32p.　NDC490　28cm　ISBN978-4-03-544340-7
©2018,H.ISHIKURA　Published by KAISEI-SHA,Ichigaya Tokyo 162-8450　Printed in Japan
乱丁本・落丁本はおとりかえいたします。
本のご注文は電話・ファックスまたはEメールでお受けしています。
Tel:03-3260-3221　Fax:03-3260-3222　e-mail：sales@kaiseisha.co.jp